AF463663

DU PROTARGOL

ET

DE SON EMPLOI EN OCULISTIQUE

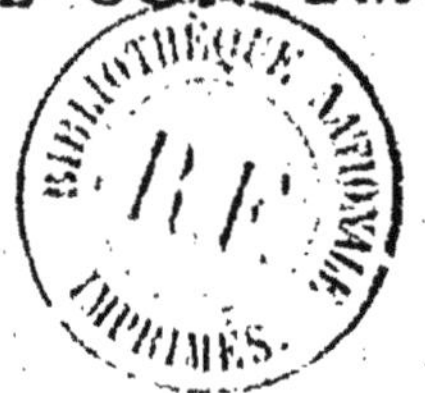

PAR

Le Dr Lucien GIRARD

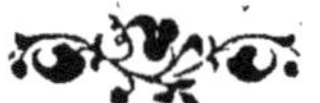

NANCY
A. CRÉPIN-LEBLOND, IMPRIMEUR-ÉDITEUR
21, RUE SAINT-DIZIER, 40, RUE DES DOMINICAINS
(Passage du Casino)

1898

DU PROTARGOL

ET

DE SON EMPLOI EN OCULISTIQUE

DU PROTARGOL

ET

DE SON EMPLOI EN OCULISTIQUE

PAR

Le Dr Lucien GIRARD

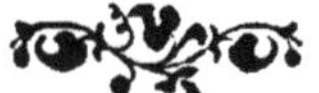

NANCY
A. CRÉPIN-LEBLOND, IMPRIMEUR-ÉDITEUR
21, RUE SAINT-DIZIER, 40, RUE DES DOMINICAINS
(Passage du Casino)

1898

A Monsieur le Docteur SANREY

Chevalier de la Légion d'Honneur

Hommage de respectueuse reconnaissance

PRÉFACE

Arrivé au terme de nos études, nous croirions manquer à un devoir sacré si nous n'adressions nos remerciements à tous ceux qui nous ont instruit dans l'art difficile de connaitre et de traiter les maladies.

Que M. le Docteur Sanrey, de Batna (Algérie), soit le premier assuré de notre complète gratitude ; c'est lui qui nous a dirigé dans nos études, et l'exemple de sa carrière toute de dévouement nous suivra lorsque, jeune praticien, nous irons combattre la maladie. C'est lui qui nous a indiqué le sujet de notre thèse, et qui nous a procuré quelques-uns des documents qu'elle renferme.

Que M. le Professeur agrégé Rohmer soit aussi remercié pour la bienveillance avec laquelle il nous a accueilli dans son service et a mis ses malades à notre disposition ; le temps que nous avons passé auprès de lui comme externe nous a été des plus profitables.

Nous remercions aussi MM. les Professeurs Bernheim, Spillmann, Herrgott et Haushalter, qui nous ont compté parmi leurs externes, et dont les attachantes leçons ne seront pas oubliées.

Nous devons aussi une reconnaissance particulière à M. le Professeur Macé, dans le laboratoire duquel nous avons fait nos recherches bactériologiques, et à notre camarade Thiry, dont les connaissances techniques nous ont été d'un si précieux secours.

Enfin, nous présentons nos sentiments de profonde reconnaissance à M. le Professeur Schmitt, qui a bien voulu nous faire l'honneur d'accepter la présidence de notre thèse.

INTRODUCTION

Depuis quelques années la thérapeutique est envahie par une foule de produits nouveaux, trop souvent lancés dans un but commercial, et accompagnés généralement de réclames fort alléchantes ; en pareil cas, peu importe aux inventeurs l'intérêt des malades ; ce qu'il faut surtout, c'est faire une « bonne affaire », jusqu'au jour où des échecs répétés font rejeter le nouveau médicament ; on pourrait citer de retentissants exemples de ces déconfitures. Aussi reste-t-on souvent sceptique quand on voit un nouveau produit lancé dans la thérapeutique et, ainsi que le dit un observateur impartial, le Docteur Pergens, de Bruxelles : « lorsqu'on « a déjà maintes fois constaté que de pareilles « promesses ne sont pas tenues, on accueille

« avec une certaine défiance l'annonce de toute « nouvelle préparation (1). »

De ces sentiments de défiance dérive actuellement l'indication de longuement expérimenter un médicament avant de lui donner une place en thérapeutique, et c'est pourquoi, connaissant les résultats favorables obtenus par plusieurs praticiens de l'emploi du Protargol en oculistique, nous avons voulu contribuer dans la mesure de nos moyens à l'étude de ce médicament.

Nous espérons montrer que ce produit, comme succédané du nitrate d'argent, peut être employé sans inconvénient dans les affections oculaires, et que, de plus, il présente sur le nitrate d'argent, certains avantages qui le recommandent tout particulièrement.

Voici comment nous avons divisé ce travail :

Dans un premier chapitre, nous joignons à l'étude physique et chimique du médicament l'historique de son emploi.

Dans un second chapitre, nous étudions le Protargol au point de vue de son action bactéricide et nous lui assignons une place parmi les antiseptiques.

(1) *Klinische Monatsblätter für Augenheilkunde*, April 1898.

Enfin, dans un troisième et dernier chapitre, nous plaçons l'étude clinique du produit, avec les observations qui s'y rattachent, que nous faisons suivre de nos conclusions.

CHAPITRE PREMIER

Etude chimique et physique

Historique

Il est banal de vanter les bienfaits du nitrate d'argent dans les affections conjonctivales. Ce composé s'est toujours montré, en effet, d'une efficacité plus complète que tous ceux essayés pour le remplacer, sulfate de zinc, sulfate de cuivre, sous-acétate de plomb, acide borique, etc., et il peut être en particulier considéré comme un véritable spécifique de l'ophtalmie purulente des nouveau-nés.

Malgré tout, ses inconvénients existent, et ils sont avoués même par ceux qui l'emploient le plus largement.

Le nitrate d'argent est caustique, il détruit les épithéliums ; son application est douloureuse; de plus, précipité par l'albumine, il ne peut pénétrer dans l'intérieur des tissus et borne son action à leur superficie ; enfin, et ceci est le reproche le plus grave, il peut, quand il n'est pas manié avec une extrême prudence, causer des accidents parfois sérieux, tels que ulcérations cornéennes, production de fausses membranes, etc..., qui aboutissent parfois à de véritables désastres. — N'oublions pas, et ceci est un inconvénient esthétique, qu'il peut se produire en certains cas, sous l'influence d'un traitement trop longtemps prolongé, des colorations conjonctivales, signe d'argyrisme local.

Ces défauts devaient rendre la besogne facile à ceux qui proposeraient de remplacer le nitrate d'argent par des produits moins dangereux ; et, depuis quelques années, une série de composés argentiques ont passé avec des succès divers par le crible de l'expérimentation.

En première ligne (1) vient l'argentamine, préconisée dès 1894 par Schæffer pour ses vertus antiseptiques et essayée avec succès par Hoor, qui fit paraître, au mois de juillet 1896 *(Klinische Monatsblätter)*, une étude sur ce produit ; les essais de M. Darier, postérieurs à ceux de Hoor, le convainquirent de l'excellence du médicament, au point qu'il remplaça presque complètement les solutions de nitrate d'argent par des solutions correspondantes d'argentamine.

L'argentamine est une solution d'éthylène-diamine phosphate d'argent. Elle renferme

(1) Ces détails et ceux qui suivent sur l'historique de la question sont tirés en partie de la communication de M. Darier à l'Académie. (*Clinique ophtalmologique*, n° 1, 10 janvier 1898.)

6,35 % d'argent, c'est-à-dire 10 fois moins que le nitrate. Ses avantages sont d'abord son pouvoir antiseptique très prononcé, plus marqué encore que celui du nitrate d'argent ; puis, sa puissance de pénétration très grande, favorisant son action bactéricide ; enfin, ses applications sont bien moins douloureuses que celles du nitrate d'argent. En revanche, le produit a contre lui la facilité de sa décomposition ; les premières gouttes qu'on laisse tomber sur la conjonctive déterminent la formation d'un précipité lactescent dû à la décomposition par les larmes ; ce précipité, il est vrai, se redissout dans un excès de solution. Cette facilité de décomposition fait que les solutions d'argentamine ne peuvent pas être conservées très longtemps. Ces inconvénients sont, à la vérité, de peu d'importance; si l'on met en regard ses avantages, et, si l'on ajoute que l'argentamine n'est pas caustique et que ses effets thérapeutiques sont aussi bons, sinon meilleurs, que ceux du nitrate d'argent, on comprendra la préférence que certains auteurs lui accordent sur ce dernier médicament.

A la suite de l'argentamine, mais bien loin derrière elle, viennent des combinaisons argentiques dont les effets n'ont pas été aussi heureux.

L'argonine, de Liebrecht, vigoureux antiseptique dénué de pouvoir caustique (1), et

(1) Stokvis, *Leçons de Pharmacothérapie*, tome I, page 309.

préconisé comme antiblennorrhagique, est une combinaison de caséine avec l'argent formant un sel cristallisé soluble dans l'eau ; elle n'aurait presque pas de propriétés irritantes, et tuerait rapidement les gonocoques. Malheureusement, elle n'a aucune propriété astringente et anticatarrhale, et d'ailleurs n'a pas été essayée en thérapeutique oculaire.

Le sulfophénate d'argent ou phénylsulfonate d'argent, antiseptique, peu irritant, très soluble, et d'une conservation facile, aurait donné quelques succès à Zanardi.

L'itrol, ou citrate d'argent, employé par Crédé pour le pansement des plaies, est déplacé dans le traitement des maladies d'yeux ; la cornée est très sensible à son action, et les cas d'ulcérations et d'infiltrations cornéennes qu'on a observés doivent en faire rejeter l'emploi.

L'actol, ou lactate d'argent, est très antiseptique, mais son application est très douloureuse.

Citons enfin l'argentol (1), ou quinaseptolate d'argent, combinaison très stable, antiseptique puissant, mais peu soluble.

En somme, à part l'argentamine, les composés dont nous venons de parler, et destinés à supplanter le nitrate d'argent, ne se recommandent par rien de particulier.

Reste le Protargol, d'Eichengrün, dont nous avons fait l'objet de ce travail, et que nous allons étudier en détail.

(1) *Annales de Merck*, 1897, Darmstadt.

Employé d'abord par Neisser, professeur de dermatologie à Breslau, dans le traitement de la blennorrhagie (1), voici ce que celui-ci en disait : « Si je résume les observations de la clinique, de la polyclinique et de ma clientèle particulière, je dois faire remarquer d'abord que jamais par aucun traitement je n'ai obtenu des résultats aussi bons, aussi rapides et aussi sûrs qu'avec le Protargol. Dans la pratique, toutes les brillantes espérances qu'on pouvait entrevoir théoriquement ont été pleinement réalisées, et je ne doute pas que les expériences ultérieures ne confirment ces premières et éclatantes guérisons. »

M. Darier, qui, peu de temps après, essaya le Protargol dans le traitement des affections oculaires, en fut enchanté, et c'est alors que l'idée nous fut communiquée d'entreprendre, à l'aide de ce produit, le traitement de certaines maladies des yeux.

Propriétés physiques

Le Protargol est une poudre d'un gris rougeâtre, sans odeur, de saveur métallique, amère et styptique très prononcée.

Sa densité est égale à 0,6125.

Il est soluble dans l'eau jusqu'à 50 % environ ; les solutions sont colorées en jaune brun,

(1) *Dermat. Centralbl.* 1897, n° 1.

et la coloration est d'autant plus foncée que le titre de la solution est plus élevé. En même temps que le degré de concentration, la consistance de la solution augmente.

« Une solution à 5 °/₀, dit M. Darier, ressemble à de la bière blonde, elle écume quand on l'agite comme tout liquide albumineux. A 50 °/₀, la solution est aussi dense que le baume du Pérou dont elle a aussi la couleur brun foncé. »

Les solutions sont plus ou moins difficiles à obtenir, suivant la manière dont on s'y prend. Quand on mélange le poids voulu de Protargol avec toute la quantité d'eau dans laquelle on veut le dissoudre, quand on noie la poudre, pour ainsi dire, la solution est plus longue à obtenir et moins homogène que lorsqu'on ajoute peu à peu l'eau à la poudre, en triturant dans un mortier jusqu'à dissolution complète.

Le Protargol tache légèrement la peau en jaune, coloration très peu persistante d'ailleurs, puisqu'un simple lavage suffit à faire disparaitre presque complètement des teintes produites par la solution à 50 °/₀.

En revanche, le Protargol tache le linge, quoi qu'en dise le prospectus qui accompagne le flacon. Nous sommes d'accord sur ce point avec M. Pergens, de Bruxelles, et d'ailleurs nous n'avons pas eu d'expérience spéciale à faire à ce sujet ; l'avis unanime des mères dont nous avons soigné les enfants nous a suffi. Il est juste cependant d'ajouter que si le linge taché est immédiatement lavé, la tache disparaît en partie, mais en partie seulement. Nous avons eu de ce fait une preuve *ad hominem*, que nous étions loin de rechercher.

Propriétés chimiques

D'après le professeur Neisser, voici quelles seraient les propriétés caractéristiques du Protargol, comparativement à celles du nitrate d'argent, de l'argentamine et de l'argonine (1).

« Dans les solutions physiologiques de chlorure de sodium, des solutions de Protargol à 1/2 %, à 1/4 % et à 1 pour 1000, ne produisent pas le moindre trouble; cependant au bout de vingt-quatre heures, il apparaît une légère opalescence.

« Le nitrate d'argent et l'argentamine depuis 1/2 pour 1000 jusqu'à 1/4 pour 1000, produisent un trouble manifeste et un précipité qui se dépose au bout de vingt-quatre heures.

« Tandis que l'argonine de 1 1/2 % à 1 pour 1000 ne produit qu'une légère opalescence qui n'amène un trouble véritable après vingt-quatre heures que pour les plus fortes solutions.

« Dans les recherches avec le liquide ascitique, le sérum de sang humain, et les solutions concentrées d'albumine d'œuf, les mêmes résultats furent obtenus, si bien que

(1) Lettre de Neisser à Darier, parue dans la *Clinique opht.* n° 6, 1898.

l'on peut admettre que, de tous les sels d'argent essayés, le Protargol est celui qui dans l'organisme perd le moins de sa concentration par des précipités insolubles. »

« La solution de Protargol, dit-il ailleurs, ne donne aucun précipité par l'addition des alcalis, des sulfures alcalins, des sels — surtout le sel de cuisine — et de l'albumine. »

Nos recherches personnelles nous ont conduit sensiblement aux mêmes résultats.

Les solutions de Protargol, neutres d'après M. Benario (1), nous ont constamment donné une réaction très légèrement alcaline. Elles se comportent de façons différentes en présence des réactifs suivant leur degré de concentration.

La solution à 1 °/. ne se coagule ni ne se trouble par la chaleur; elle ne donne aucun précipité par l'action des alcalis, tels que potasse, en solution concentrée ou en solution étendue, soude en solution à 10 °/., ammoniaque.

Le carbonate de soude, le chlorure de sodium, le sublimé corrosif en solution à 1 pour 1000, ne produisent aucun effet réactif; il en est de même de la solution d'albumine, de la glycérine pure et de l'alcool absolu. Le sulfure d'ammonium ne précipite pas, mais produit un changement de coloration; la solution, tout en restant claire, devient immédiatement assez foncée.

(1) Deutsch. med. Wochenschr, 1897, n° 49.

Les acides minéraux en solution faible (HCl, AzO_3H, SO^4H_2) ne précipitent pas la solution à 1 %; l'acide phénique à 5 % non plus ; concentrés, les mêmes acides troublent la solution ou donnent un précipité qui se dépose par le repos ; la solution redevient claire par l'addition d'un excès de réactif.

La solution à 10 % se conduit tout différemment en présence de la plupart des réactifs sus-indiqués ; elle se trouble par la chaleur d'une façon prononcée, donne des précipités floconneux avec les alcalis et des précipités pulvérulents avec les acides ; cependant elle reste claire par la solution de potasse étendue, l'ammoniaque, la solution normale de soude à 40 pour 1000, les solutions saturées de CO^3Na^2 et de NaCl, le bichlorure de mercure à 1 pour 1000. Les précipités obtenus avec les solutions concentrées sont dus à la matière albuminoïde qui entre dans la composition du Protargol.

Cette composition n'a pas été, que nous sachions, déterminée d'une façon suffisamment précise pour que l'on puisse assigner une formule chimique au Protargol. Tout ce que l'on peut dire, c'est que le Protargol est une combinaison de protéine et d'argent, qui renferme 8.3 d'argent % métallique, proportion supérieure à celles que renferment l'argentamine (6.35 %) et l'argonine (4 %).

CHAPITRE II

Etude des propriétés antiseptiques du Protargol

Le professeur Neisser, qui a le premier essayé cliniquement le Protargol, devait aussi le premier étudier le pouvoir bactéricide de ce médicament. Voici en résumé quels furent les résultats de ses recherches :

« Dans des tubes d'Agar, auxquels on avait ajouté du Protargol, les microbes suivants, Prodigiosus, Staph. aureus, Tetragenus, Pyocyaneus, Diphtérie, Choléra, etc..., cultivaient encore à une concentration de 1 : 5000, tandis qu'à 1 : 2000 les tubes restaient stériles.

« Pour l'argonine, la stérilité n'était obtenue qu'avec une concentration variant de 1 : 500 à 1 : 2000.

« Le nitrate d'argent et l'argentamine rendent les tubes stériles déjà au taux de 1 : 5000 à 1 : 10000, et, quand il s'agissait de bacille diphtérique, déjà à 1 : 20000.

« Les recherches de cet ordre concernant le gonocoque ne sont pas encore terminées.

« Les solutions de Protargol employées cliniquement possèdent un pouvoir désinfectant supérieur à celui des solutions correspondantes de nitrate d'argent, de l'argentamine et de l'argonine, car les suspensions (Aufschwemmungen) des microbes cités ci-dessus sont tués plus rapidement par le Protargol que par les autres sels d'argent.

« Dans cette dernière série d'expériences, le pouvoir bactéricide du Protargol se montra d'une manière remarquable en ce qui concerne le gonocoque.

« Sur des rates de souris mortes de charbon, le Protargol produit une désinfection des tissus malades beaucoup plus active que le nitrate d'argent en concentration cliniquement comparable. »

D'autre part, Benario, qui a de son côté expérimenté le Protargol, a obtenu les résultats qui suivent (1) :

« Sur Agar, avec 0,05 % de Protargol, les bacilles diphtérique, charbon, typhique, bactérium coli, staphylococcus pyogenes aureus et albus ne croissent plus. Avec 0,01 %, par contre, aucun arrêt de développement n'était à remarquer. D'après cela le produit vient après le

(1) Benario. *Ueber Protargol, ein neues Antigonorrhoicum und Antisepticum* (*Dtsch. Med. Wochenschr*, 1897, n° 40 ; *Therapeutische Beilage*, n° 11.)

nitrate d'argent et l'argentamine, qui déjà avec l'addition de 1 : 5000 empêchent tout développement ; il surpasse cependant l'argonine.

« Une solution de Protargol à 2 °/₀ mêlée à parties égales avec des liquides tenant des bactéries en suspension (3 : 3 ccm.), tuait le staphylococcus pyogenes aureus dans l'eau au bout de 10 minutes, dans le bouillon au bout de 5 minutes, le typhique, bacterium coli, le siegelschen bacille, et le pneumocoque dans l'eau après 5-7 minutes, dans les milieux albumineux après 3 minutes ; les spores de charbon furent tuées par une solution dans le bouillon à 4 °/₀ après 45 minutes. »

Nous avons expérimenté sur du bouillon de bœuf, préparé de la façon suivante :

Deux kilogrammes de viande de bœuf, débarrassée des os, de la graisse et des parties tendineuses, sont mis à cuire avec deux litres d'eau et laissés à l'ébullition pendant cinq heures. Au bout de ce temps le liquide qui a perdu de son eau est ramené à la quantité initiale, puis filtré. On y ajoute alors 40 grammes de peptones sèches et 12 grammes de chlorure de sodium. On filtre de nouveau, et le liquide alcalinisé et recueilli dans des ballons en verre est stérilisé par un séjour de vingt minutes environ à l'autoclave à 115°.

Est-il besoin de dire que, durant tout le cours de nos recherches, les règles de l'asepsie la plus minutieuse ont été observées par nous ?

Pour que tous les résultats soient comparables entre eux, nous avons constamment opéré sur la même quantité de bouillon, dix centimètres cubes. De plus, nous nous sommes servi dans presque tous les essais de la solution de Protargol à 1 %, dont nous mettions dans les tubes un plus ou moins grand nombre de gouttes. Aussi avons-nous cherché à déterminer le poids de la goutte et sa valeur en Protargol, et nous avons fait dans ce but, avec la plus grande exactitude, de nombreuses pesées destinées à se contrôler mutuellement.

Ces pesées nous ont montré que, à la pipette graduée qui a servi à tous nos essais, 1 centimètre cube de la solution à 1 % renferme XXV gouttes et pèse un gramme. Une simple opération d'arithmétique fait voir que chaque goutte pèse 40 milligrammes et correspond par conséquent à 0 milligramme 4 de Protargol.

Ainsi, chaque fois que nous ajouterons une goutte de notre solution à un tube de bouillon, nous l'additionnerons en somme de 4 dixièmes de milligramme de Protargol.

Pour la solution à 10 % de nouvelles pesées nous ont montré que les doses de Protargol renfermées dans chaque goutte étaient exactement 10 fois plus fortes que celles de la solution à 1 %.

Ouvrons une parenthèse pour dire que la poudre de Protargol, telle qu'elle est livrée par la maison Fréd. Bayer et Cie, ne renferme pas de microbes. — De petites quantités de cette poudre ont été ajoutées à des tubes de bouillon, puis mises à l'étuve, et n'ont pas donné de culture, même au bout de huit jours. Les mêmes expériences ont été effectuées avec des doses différentes (I, V, X, XX gouttes) de la solution à 50 %, avec le même résultat négatif.

Le Protargol est donc aseptique, et ce fait est fort heureux, et a grandement simplifié nos recherches ; les essais que nous avions faits primitivement nous avaient fait constater que, aux températures élevées de l'autoclave, comme à l'étuve sèche à 100°, le Protargol donnait dans le bouillon des précipités plus ou moins abondants suivant le titre de la solution employée ; il eût fallu recourir à une série de passages à l'étuve à 60°, procédé nécessitant un temps trop considérable, eu égard à celui dont nous disposions.

Ceci dit, passons aux résultats obtenus avec le Protargol comme antiseptique.

Pour commencer, 8 tubes de bouillon reçurent respectivement o, I, II, III, IV, V, X, et XX gouttes de la solution à 10 %, puis furent laissés débouchés à l'air libre. Vingt-quatre heures après, on n'observait encore aucun changement ; au bout de quarante-huit heures, le tube témoin, qui n'avait pas reçu de Protargol, et que nous appellerons tube o (1), était devenu trouble, et avait une odeur caractérisant un début

(1) Dans tout le cours de ce chapitre, nous désignerons, pour la commodité de la description, les tubes par des numéros correspondant au nombre de gouttes de Protargol qu'ils renferment.

de putréfaction. Les jours suivants, ce trouble s'accentua, mais tous les autres tubes restèrent clairs. Chaque tube fut alors additionné de 10 centimètres cubes de bouillon, destinés à diluer l'antiseptique et à permettre des recherches plus exactes. Au bout de quarante-huit heures, le tube I présentait un trouble très net avec un certain degré de fluorescence ; cet aspect était dû sans doute à un bacille fluorescent dont on avait placé des cultures au voisinage des tubes en essai ; les tubes II, III, IV, etc., étaient intacts, et le restèrent pendant toute la durée de l'expérience, qui cessa au bout de huit jours.

Une seconde série de tubes fut traitée de la même façon, c'est-à-dire que les huit tubes furent additionnés respectivement de O, I, II, III, IV, V, X, et XX gouttes de la solution de Protargol à 10 %; puis cette série fut placée à l'étuve à 34°. Au bout de quarante-huit heures, les tubes O et I étaient troubles, les autres restaient clairs; cet état se maintint pendant plusieurs jours, au bout desquels ils furent additionnés, comme ceux de la série précédente, chacun, de 10 centimètres cube de bouillon. Vingt-quatre heures après, le tube II était devenu trouble, les autres restèrent clairs.

En somme, de ces quatre expériences, il résulte que, à l'air libre, I goutte de solution de Protargol à 10 % empêche la putréfaction dans 10 centimètres cubes de bouillon, mais non dans 20 centimètres cubes; II gouttes sont nécessaires dans ce dernier cas. A l'étuve I goutte dans 10 centimètres cubes, II gouttes dans 20 centimètres cubes n'empêchent pas la putréfaction, qui est empêchée par II gouttes dans 10 centimètres cubes et III gouttes dans 20 centimètres cubes.

Si nous plaçons sous forme de tableau le nombre de gouttes empêchant la putréfaction d'un litre de bouillon, nous voyons que :

		Dose empêchant.	Dose n'empêchant pas.
A la temp. extér.	1er essai	C gouttes	«
id.	2e essai	C —	L gouttes
A l'étuve	1er essai	CC —	C —
id.	2e essai	CL —	C —

Ce qui donne, en calculant le nombre de grammes correspondant aux gouttes, le tableau suivant :

		Dose empêchant.	Dose n'empêchant pas
A la temp. extér.	1er essai	0 gr. 4	0 gr.
id.	2e essai	0 — 4	0 — 2
A l'étuve	1er essai	0 — 8	0 — 4
id.	2e essai	0 — 6	0 — 4

En résumé, à l'étuve 6 à 8 décigrammes de Protargol par litre sont nécessaires pour empêcher la putréfaction d'un litre de bouillon ; dans les conditions ordinaires de température — fait bien plus intéressant — 4 décigrammes par litre suffisent.

Nous pourrons donc dès à présent considérer le Protargol comme une substance très fortement antiseptique et lui assigner un rang dans le tableau de Miquel, entre l'acide cyanhydrique et le brome ou plus exactement l'iodoforme.

Nous reproduisons en partie le tableau de Miquel à la page suivante.

Nous reproduisons aussi le tableau de Jalan de la Croix, qui permet également de placer le Protargol à côté du brome.

De nouvelles expériences nous permettent d'étudier l'action du Protargol sur différents microbes. Nos recherches portèrent d'abord sur le bacille pyocyanique, microbe domestique de l'expérimentateur, et que ses propriétés physiologiques, trop connues pour que nous insistions, désignent le premier à l'expérience. Nous nous sommes servi de cultures homogènes, c'est-à-dire dont toutes les cellules sont capables de fournir du pigment, et, pour cela, rajeunies par plusieurs passages successifs dans du bouillon de veau à 37°.

Huit ballons renfermant dix centimètres cubes de bouillon reçurent o, I, II, III, IV, V, X, et XX gouttes de la solution à 10 %, puis furent ensemencés avec du bacille pyocyanique, pris dans une culture de vingt-quatre heures, puis mis à l'étuve. Au bout de vingt-quatre heures, le ballon o présentait une culture vigoureuse, fortement teintée en vert ; les autres ballons étaient clairs. Au bout de quarante-huit heures, même état. Au bout de trois jours, le ballon I montre un léger voile, et le bouillon est un peu louche. Quatre jours après l'ensemencement, ce même ballon I offrait une culture nette ; les

Tableau de Miquel

Indiquant la plus petite quantité de solution antiseptique empêchant la putréfaction dans un litre de bouillon.

1° Substances énormément antiseptiques.

	grammes.
Sublimé..................	0,07
Nitrate d'argent...........	0,08
Iodure de mercure........	0,025
Iodure d'argent............	0,03
Eau oxygénée	0,05

2° Substances très fortement antiseptiques.

	grammes.
Acide osmique............	0,15
Acide chromique..........	0,20
Chlore....................	0,25
Iode......................	0,25
Trichlorure d'or..........	0,25
Chlorure de platine.......	0,30
Acide cyanhydrique.......	0,40
Protargol (à l'air libre)....	0,40
Iodure de cadmium.......	0,50
Brome....................	0,60
Protargol (à l'étuve)......	0,60
Iodoforme................	0,70
Chlorure de cuivre........	0,70
Chloroforme..............	0,80
Sulfate de cuivre.........	0,90

Tableau de Jalan de la Croix

Propriétés bactéricides de divers antiseptiques vis-à-vis de microorganismes cultivés dans du bouillon de viande.

La rubrique B signale la quantité capable de tuer, et la rubrique A la quantité capable d'empêcher la prolifération et la multiplication des bactéries, alors que les nombres indiquent la quantité maximale de liquide dans laquelle l'unité de la substance antizymotique réussit encore à atteindre le but désiré.

	A	B
Chlore....................	1:22768	461
Iode......................	2010	510
Brome.....................	2550	336
Chlorure de chaux.........	3720	170
Acide sulfurique..........	2009	190
Borax.....................	48	12
Permanganate de potassium	150	150
Sublimé...................	5805	1250
Alcool....................	4,4	1,8
Acide sulfureux...........	2000	190
Phénol....................	22	2,6
Thymol....................	109	20
Acide benzoïque...........	410	121
Acide salicylique.........	60	»
Borosalicylate de soude....	72	30
Eucalyptol................	116	»
Essence de moutarde.......	591	28
Acide picrique............	1001	150
Protargol.................	2500	»
Chloroforme...............	112	»

autres ballons étaient restés et restèrent par la suite stériles.

Ce premier essai nous montra que la solution à 10 % était trop forte et ne permettait pas d'arriver à une approximation suffisante, puisque deux gouttes seulement empêchaient la culture. Aussi l'avons-nous abandonnée et remplacée, dans tous les essais ultérieurs, par la solution à 1 %, dont une goutte correspond à 0 gr. 0004 de Protargol.

Une série de quatorze ballons reçut des doses d'antiseptique représentées par o, I, II, III, IV, V, VI, VIII, X, XII, XIV, XVI, XVIII et XX gouttes de solution à 1 %, puis fut ensemencée avec du bacille pyocyanique et mise à l'étuve. Au bout de vingt-quatre heures, culture nette dans les ballons o, I, II, III, IV, V, rien dans les autres ; au bout de quarante-huit heures, le ballon VIII montre un voile avec trouble et début de coloration ; au bout de trois jours, le ballon VI commence à cultiver, et le ballon VIII a pris une belle teinte verte. Quatre jours après l'ensemencement, c'est le tour du ballon X qui montre un début de culture, et enfin, cinq jours après, culture dans les ballons o, I, II, III, IV, V, VI, VIII et X, rien dans les autres ; les jours suivants, état stationnaire.

Ainsi, pour ce qui est du bacille pyocyanique, X gouttes, ou quatre milligrammes de Protargol, ne l'empêchent pas de pousser ; XII gouttes, ou quatre milligrammes huit, l'empêchent. Ramenons ces doses au litre : nous voyons que

0 gr. 4 décigr. de Protargol n'empêchent pas la prolifération du bacille pyocyanique dans un litre de bouillon, tandis qu'une dose de 0 gr. 48 l'empêche.

Connaissant la dose qui empêche la multiplication du bacille, nous devions chercher la dose qui tue ce même bacille, et voici comment nous avons procédé : Sept ballons renfermant des cultures de bacille pyocyanique furent additionnés de I, II, III, IV, V, X et XX gouttes de solution de Protargol à 1 %, puis des prises furent faites dans ces différentes cultures au bout d'espaces de temps variables et servirent à des réensemencements, et voici ce que nous pûmes observer :

1re SÉRIE. — La prise est faite deux heures après l'addition d'antiseptique. Les ballons ensemencés, et que nous désignerons par les chiffres I_1, II_1, III_1, IV_1, V_1, X_1 et XX_1, correspondant aux numéros des ballons traités par l'antiseptique, sont mis à l'étuve. Au bout d'un jour, les ballons I_1, II_1, III_1, IV_1 et V_1 donnent une culture, et, le lendemain, il en est de même des ballons X_1 et XX_1. Donc, 2 heures après l'addition d'antiseptique, le bacille pyocyanique est encore vivant.

2e SÉRIE. — Prise cinq heures après l'addition d'antiseptique. Vingt-quatre heures après l'ensemencement, le ballon I_2 a cultivé, les ballons II_2, III_2, montrent un voile à la surface du bouillon, qui est trouble ; le lendemain, tous les ballons renferment du pyocyanique en culture vigoureuse. Donc, cinq heures après l'addition de Protargol, le bacille pyocyanique est encore vivant.

3e SÉRIE. — Prise quinze heures après addition d'antiseptique. Le lendemain, les ballons I_3, II_3, III_3 et IV_3 ont poussé, rien dans les autres ; le surlendemain, même état, de même les jours suivants.

4e SÉRIE. — Prise trente heures après addition d'antiseptique. Vingt-quatre heures après l'ensemencement, les ballons I_4, II_4, III_4, IV_4, ont cultivé, rien dans les autres ; même état les jours suivants.

5e SÉRIE. — Prise cinquante heures après addition d'antiseptique. Vingt-quatre heures après, culture dans les ballons I_5, II_5, III_5 et IV_5, rien dans les autres ; même état les jours suivants.

6e SÉRIE. — Prise cent heures après addition d'antiseptique. Vingt-quatre heures après, culture dans les ballons I_6, II_6, III_6 et IV_6, rien dans les autres ; même état les jours suivants.

Nous avons à ce moment jugé l'expérience concluante, et nous l'avons arrêtée là. Elle nous montre, en résumé, que cinq heures après l'addition de Protargol, tous les bacilles étaient encore vivants ; que, quinze heures après, en revanche, l'antiseptique avait agi; que de plus, au bout de ce temps, il avait donné toute son action, puisqu'une attente plus longue n'amena pas de nouveaux résultats.

En nous reportant à cette 3ᵉ série ensemencée quinze heures après l'addition d'antiseptique dans les cultures mères, nous voyons que IV gouttes, correspondant à 1 milligramme 6 de Protargol, ne stérilisent pas 10 centimètres cubes de culture, et qu'au contraire V gouttes ou 2 milligrammes stérilisent la même culture. Autrement dit, 20 centigrammes arrêtent le développement du bacille pyocyanique dans un litre de bouillon, 16 centigrammes étant insuffisants.

L'équivalent antiseptique du Protargol vis-à-vis du pyocyanique peut en somme être considéré comme égal à vingt centigrammes.

Passons maintenant rapidement en revue les expériences que nous avons faites avec d'autres bactéries.

Le *bacille typhique* nous donna les résultats suivants : Sur 6 tubes de bouillon, additionnés respectivement de O, I, II, V, X et XX gouttes de la solution de Protargol à 1 %, puis ensemencés, quatre tubes donnaient dès le lendemain une culture nette, les tubes X et XX restaient stériles ; cet état se maintint par la suite, et huit jours après l'ensemencement, les seuls tubes O, I, II et V avaient cultivé.

La *bactéridie charbonneuse* servit à ensemencer 10 tubes additionnés de O, I, II, V, VI, VII, VIII, IX, X et XX gouttes de la solution à 1 %. Au bout de vingt-quatre heures, les tubes O, I, II avaient poussé ; au bout de quarante-huit heures, le tube v cultivait ; les autres tubes restèrent stériles.

Le *cladothrix* fut ensemencé dans six tubes renfermant o, v, x, xv, xx et xxv gouttes de notre solution ; nous avions dans ce cas augmenté les doses de Protargol en raison de la vitalité spéciale de ce microbe. Vingt-quatre heures après l'ensemencement, aucune culture appréciable ; quarante-huit heures après, le tube o cultive. Au bout de trois jours, début de culture dans le tube v ; cette culture devenait très apparente le quatrième jour. Les autres tubes étaient restés et restèrent désormais stériles.

Sept tubes additionnés préalablement de o, I, II, V, X, XV et XX gouttes de Protargol furent ensemencés avec du *Pneumobacille*. Au bout de vingt-quatre heures, on constatait une culture dans les tubes II et V, rien dans les autres. Quarante-huit heures après l'ensemencement, les tubes o, I, II et V cultivaient avec fermentation, les autres tubes ne donnèrent rien.

Une culture de *Proteus Zenkeri* nous permit d'ensemencer sept tubes ayant reçu comme dans l'expérience précédente o, I, II, V, X, XV et XX gouttes de l'antiseptique. Vingt-quatre heures après, aucune culture ; au bout de quarante-huit heures, culture dans les tubes o, I, II, rien dans les autres ; les jours suivants, état stationnaire.

Enfin une dernière expérience fut faite avec le *staphylococcus aureus*. Huit tubes de bouillon reçurent respectivement o, I, II, III, IV, V, X et XX gouttes de la solution de Protargol à 1 °/₀₀ puis furent ensemencés avec du staphylocoque doré.

Vingt-quatre heures après, les tubes o, I, II, III, IV et V, avaient cultivé, les autres restaient stériles. Les jours suivants, cet état se maintint, et les tubes X et XX restèrent improductifs.

Résumons cette série d'expériences ; nous voyons que, à l'exception du *Proteus*, tous les microbes expérimentés végétaient encore avec V gouttes de la solution et qu'au contraire X gouttes les empêchaient constamment de cultiver, ce qui revient à dire que, dans 1 litre de bouillon, la croissance de ces mêmes microbes est empêchée par 4 décigrammes de Protargol, mais ne l'est pas par 2 décigrammes.

Pour le *Proteus*, les doses sont moitié moindres.

Pour ce qui est du charbon, nous pouvons assigner au Protargol un rang près des meilleurs antiseptiques ayant une action nocive sur ce bacille. Nous voyons, en effet que le Protargol, dont VI gouttes ou 2 milligrammes 4 empêchent le développement du bacille charbonneux dans dix centimètres cubes de bouillon, peut être placé, dans le tableau suivant (résumé d'après Bouchard), peu au-dessous du sublimé et bien avant l'acide phénique et l'iodoforme.

Equivalent antiseptique pour le bacille charbonneux.

	grammes.
Acide formique...........	0,06
Formol..................	0,04
Sublimé corrosif..........	0,07
Naphtol A...............	0,12
— B...............	0,15
Protargol................	0,24
Phénol..................	0,8
Thymol..................	0,8
Créosote.................	1,00
Iodoforme................	4,00

Les tableaux suivants que nous avons puisés dans le traité de Pharmacothérapie de Stokvis permettent de classer le Protargol au point de vue de son action bactéricide dans un rang fort honorable parmi les antiseptiques :

Pouvoir antiseptique vis-à-vis du B. typhique (Paul).

	grammes.
Sublimé..............	1 : 20000
Nitrate d'argent........	4000
Protargol..............	2500
Sulfate de quinine......	800
Iodoforme.............	625
Phénol................	200
Créosote..............	200
Thymol................	200
Acide chlorhydrique....	100
Chlorure de chaux......	20

Pouvoir antiseptique
vis-à-vis du Staph. pyog. aur. (*Martens*).

	grammes.
Iode	1 : 10000
Thymol	5000
Protargol	2500
Nitrate d'argent	1000
Chlorure mercurique	1000
Acide benzoïque	500
Acide salicylique	300
Phénol	100
Perchlorure de fer	100
Essence de térébenthine	50
Chlorure de zinc	30
Acide borique	25

Pouvoir antizymotique
vis-à-vis des microbes pyogènes (*Sternberg*).

	grammes.
Sublimé	1 : 20000
Protargol	2500
Permanganate de K	834
Iode	500
Créosote	200
Phénol	100
Acide chlorhydrique	100
Chlorure de chaux	50
Perchlorure de fer	25
Acide salicylique	25

Tout en faisant nos réserves sur ce que peut nous apprendre la comparaison de résultats obtenus sans doute par des méthodes différentes, nous pouvons néanmoins conclure que le Protargol est un antiseptique d'une grande valeur, qui peut être comparé sans désavantage au nitrate d'argent.

« Le pouvoir bactéricide du nitrate d'argent le met sur le même rang que le sublimé. Sept parties de sublimé ont la même puissance antiseptique que huit parties de nitrate; son affinité pour les chlorures, que l'on rencontre partout dans l'organisme, et surtout la facilité avec laquelle il se laisse réduire en présence des matières organiques, font qu'il ne convient guère comme antiseptique général (1). »

Le Protargol aura donc sur le nitrate d'argent, comme antiseptique, cet avantage, qu'indiquent ses propriétés chimiques, qu'il ne se décompose ni en présence des chlorures ni en présence des matières organiques.

(1) Stokvis. *Leçons de Pharmacothérapie.*

CHAPITRE III

Etude clinique

Modes d'administration et doses

Dès le début de cette étude, une question se pose : A quelles doses et de quelle façon administre-t-on le médicament ?

M. le Professeur Neisser, qui a été l'un des premiers à employer le médicament, et l'a préconisé en injections dans le traitement de la blennorrhagie uréthrale, propose des solutions de Protargol à 0,25 °/₀, à 0,50 °/₀ et à 1 °/₀ sans que le titre de la solution puisse s'élever au-dessus de 2 °/₀. Ces doses sont suffisantes pour la muqueuse uréthrale, délicate et sensible surtout quand elle est enflammée. Mais des solutions plus concentrées peuvent être supportées par la conjonctive, et c'est de ces dernières que nous nous sommes servi.

Les premières solutions employées par M. Darier (1) dans le traitement de conjonctivites catarrhales de moyenne intensité étaient à 5 %; un peu plus tard, il éleva pour des conjonctivites intenses le titre de la solution à 10 %; actuellement la solution à 5 % est laissée au malade « qui s'en sert à domicile comme d'un collyre à instiller 2 à 4 fois par jour pour les irritations conjonctivales légères, ou pour appuyer les cautérisations quotidiennes faites par le médecin.

« Les solutions fortes ne présentent aucun inconvénient, n'étant même pas plus douloureuses que les plus faibles; je n'emploie pour les cautérisations au pinceau que du 20 ou du 50 %.

« Le 20 % est employé pour la grande majorité des cas de conjonctivite catarrhale même les plus intenses ; l'application en est d'autant plus généreuse que la maladie est plus intense.

« Un pinceau de blaireau de moyenne grosseur est trempé légèrement dans le godet qui contient le topique, de façon à ce que la pointe du pinceau en soit seule imbibée. On badigeonne alors avec soin toute la surface conjonctivale ectropionnée. Ces cautérisations sont répétées tous les jours ou tous les deux jours suivant le degré de la maladie. Dans l'intervalle, on fait instiller 2 ou 3 fois par jour une ou deux gouttes de collyre à 5 %.

(1) Darier, *in Clinique ophtalm.*, n° 1, 10 janvier 98.

« Dans l'ophtalmie purulente, si les cautérisations bi-quotidiennes à 20 %. n'amènent pas une rapide amélioration, il faut avoir recours au plus tôt à la solution à 50 %., que l'on fera bien même d'employer d'emblée quand on aura affaire à des formes graves ou déjà anciennes. Il faut répéter les cautérisations deux fois par jour, tant que la secrétion purulente est abondante; à mesure qu'elle décroît on espace de plus en plus les attouchements (1). »

De ce qui précède on peut voir que M. Darier ne craint pas les doses élevées; il est allé plus loin, il a appliqué le protéinate d'argent en nature, à l'état pulvérulent, sur la conjonctive; un léger massage était pratiqué jusqu'à ce que la poudre fût dissoute; il a même déposé dans les culs-de-sac conjonctivaux des mèches d'ouate imprégnées de poudre de Protargol. Ces différents procédés n'ont jamais produit d'eschares.

M. le Professeur Pergens, de Bruxelles, a employé des solutions depuis 2 jusqu'à 20 %. (2). « Dans la plupart des cas, dit-il, je suis arrivé au but avec des solutions à 2 %.; fréquemment, je suis monté jusqu'à 5 %., pour les dacryoblennorrhées jusqu'à 10 %., pendant que les solutions à 20 %. n'étaient employées que pour voir si elles causaient de la douleur. »

(1) Darier, *in Clinique ophtalmologique*, n° 6, 21 mars 1898.

(2) Dr Ed. Pergens, *in. Klinische Monatsblätter für Augenheilkunde*, April 1898.

Pour nous, nous nous sommes contenté de solutions à 2 et 10 %; elles nous ont suffi dans la majorité des cas. Voici comment nous procédions :

L'enfant (car ce sont surtout des enfants que nous avons soignés), étendu sur les genoux de la mère, a la tête sur ceux de l'opérateur ; celui-ci la fixe d'une main, en ouvrant largement, avec deux doigts de la même main, les paupières de l'œil malade ; de la main restée libre, il instille à l'aide d'un compte-gouttes 4 à 5 gouttes de la solution à 10 % : l'opération est répétée tous les matins. Dans l'intervalle la mère de l'enfant pratique, 5 à 6 fois dans la journée, des instillations avec la solution à 2 %.

Cette pratique, dans tous les cas où nous l'avons employée, a amené en peu de temps la guérison complète ; dans les cas peu fréquents où celle-ci a tardé, on verra plus loin qu'il fallait en chercher la cause dans un état constitutionnel diminuant les réactions vitales chez l'individu soigné.

Action physiologique

La caractéristique des propriétés du Protargol est en son absence de pouvoir caustique. Ce fait était constaté dès le début de son emploi, et M. le Professeur Neisser, comparant l'irritation que produisent les différents sels d'argent sur la muqueuse de l'urèthre, constatait que l'on peut établir les équivalences suivantes (1) :

« Nitrate d'argent à 1 : 4000 est aussi irritant que le Protargol à 1 : 400. — Argentamine à 1 : 4000 est aussi irritante que le Protargol à 1 : 200. — Argonine à 1 : 30 est aussi irritante que le Protargol à 1 : 300. »

Pour ce qui nous occupe, on voit donc que le Protargol est 10 fois moins irritant que le nitrate d'argent, et 20 fois moins que l'argentamine ; quant à l'argonine, qui semble moins irritante encore que le Protargol, les essais que l'on a pu en faire en thérapeutique oculaire ne sont pas assez nombreux pour être concluants.

M. Darier, essayant le Protargol sur la conjonctive, constatait « qu'il n'a pour ainsi dire aucune action caustique ou corrosive (2). »

« Les solutions de ce sel, dit-il encore, forment un mucilage d'autant plus onctueux qu'elles sont plus concentrées. Appliquées sur les muqueuses, elles sont très peu irritantes ; comme elles ne coagulent pas les albumines, pas plus qu'elles ne sont précipitées par le chlorure de sodium des liquides organiques, elles imprègnent et pénètrent les cellules épithéliales, portant jusque dans la profondeur des tissus l'action bactéricide des préparations argenti-

(1) Darier, *la Clinique opht.*, 25 mars.
(2) Darier, *loco citato*.

ques. Le nitrate d'argent au contraire, appliqué sur la conjonctive, produit une destruction de l'épithélium en même temps qu'il est précipité de ses solutions, ce qui limite son action à la superficie des muqueuses.

« Inutile de dépeindre les douleurs produites par les solutions fortes de nitrate d'argent ; elles ne sont surpassées que par celles que provoque l'application du sulfate de cuivre.

« Même en solution très concentrée, 50 %, le protéinate d'argent mis en contact avec la cornée ne produit pas le moindre trouble même superficiel. Le malade en sent à peine l'application, et ce n'est que quelques minutes plus tard qu'il éprouve une cuisson plus ou moins forte, supportée facilement même par des enfants délicats.

« Cette douleur est si minime que j'ai complètement renoncé aux instillations préalables de cocaïne et à toutes les combinaisons anesthésiantes. »

Enfin, ce qui prouve jusqu'à l'évidence que le Protargol n'est pas caustique et que son application n'est pas douloureuse, c'est qu'il a pu être appliqué en nature sur la conjonctive ; M. Darier l'a fait dans des cas de conjonctivite granuleuse, et voici ce qu'on a pu observer en pareil cas : « Après un séjour d'un quart d'heure, il n'y avait pas la moindre eschare ; la conjonctive était devenue rouge, infiltrée, gonflée, laissant suinter une sérosité abondante et visqueuse ; les granulations étaient comme macérées, comme digérées ; je revoyais là, en plus petit, le tableau de l'infiltration que produit le jéquirity ; peut-être cette action du protéinate d'argent en poudre pourra-t-elle être d'une grande utilité dans certaines formes de trachôme.

« Si on laisse des tampons d'ouate imprégnés de poudre de Protargol pendant une demi-heure ou une heure dans le fond du cul-de-sac conjonctival, il se produit une légère infiltration superficielle, ressemblant à une très mince eschare, qui disparaît bientôt spontanément et plus vite encore si on ajoute quelques gouttes de Protargol. »

Ajoutons à ceci ce que dit Bénario dans un article de la *Deutsch. med. Wochenschrifft :*

« Sur la conjonctive du lapin, la solution à 10 % ne produit pas d'effet irritant.

« Le milieu fut sans irritation pour la muqueuse uréthrale de l'homme d'une façon insensée (dementsprechend).

« La solution à 1,5 % produisit dans la gonorrhée, seulement quelquefois, une légère brûlure. »

Nos recherches personnelles nous ont amené aux mêmes résultats, et, tout d'abord, nous pouvons affirmer que les malades que nous avons soignés par les instillations à 10 % n'ont jamais accusé la moindre douleur ; pour ce qui est des tout jeunes enfants, leurs cris n'étaient pas plus violents que ceux qu'aurait provoqués l'instillation d'eau pure, et cessaient dès que l'opération était terminée ; maintes fois il nous est arrivé de pratiquer l'instillation sans les réveiller.

Nous avons fait, sur des animaux tels que le chien, le cobaye et le rat blanc, des instillations de solutions de Protargol à divers degrés de concentration, et voici ce qu'il nous a été donné d'observer :

1° La solution à 0,5 % est totalement dénuée de toute propriété irritante ; nous n'avons pas vu, à la suite d'instillations même très abondantes de cette solution se produire la moindre rougeur conjonctivale, ni immédiatement, ni un certain temps après l'opération.

2° La solution à 1 % n'amène pas davantage de réaction ; sur un seul des animaux en expérience, un rat blanc, nous pûmes remarquer une très légère et passagère rougeur de la conjonctive.

3° La solution à 5 % produit une vaso-dilatation des vaisseaux de la conjonctive, dont quelques-uns, très apparents, dessinent nettement leurs sinuosités. Le phénomène a cessé complètement au bout de dix minutes.

4° La solution à 10 % produit le même effet, mais plus marqué ; sa durée est à peine plus grande.

5° La solution à 20 % détermine une injection conjonctivale marquée, accompagnée, chez plusieurs des animaux en expérience, d'une sécrétion muqueuse peu abondante, d'une durée de vingt minutes à une demi-heure.

6° Enfin la solution à 50 % congestionne d'une façon intense la conjonctive, qui prend une teinte uniformément rouge, sur laquelle se détachent de gros vaisseaux ; les sécrétions sont abondantes, et tous ces phénomènes ne s'apaisent qu'au bout d'un temps variant de deux à quatre heures.

En résumé, ces simples expériences montrent l'absence d'irritation produite par les solutions faibles de Protargol et l'innocuité parfaite du médicament, puisque des solutions même concentrées ne déterminent qu'une irritation en somme légère et ne produisent aucune lésion stable. Elles autorisent l'essai thérapeutique.

D'un autre côté, comparé au nitrate d'argent et à l'argentamine au point de vue de la pénétration dans les tissus, le Protargol leur est bien supérieur. Tous les auteurs sont d'accord sur ce point, et nous ne citerons que cette expérience très concluante de Benario (1) :

« Une solution de Protargol à 0,5 % fut versée à la surface d'Agar fraîchement ensemencé par strie ; la culture se développa à l'étuve, mais seulement à douze ou quatorze millimètres au-dessous de la surface. »

(1) Benario, *loc. cit.*

Enfin le Protargol semble dénué de pouvoir toxique : « Aucun effet toxique, dit le même auteur, ne peut être observé après l'ingestion *per os* chez des lapins ; la muqueuse de l'œsophage et de l'estomac n'était aucunement altérée. »

Résultats cliniques.

Si nous passons maintenant à l'étude des résultats obtenus par l'emploi du Protargol dans les maladies d'yeux, nous voyons qu'ils confirment les prévisions qu'annonçaient les propriétés de ce médicament.

« Ce produit a réalisé complètement dans la pratique, disait le professeur Neisser, les espérances que l'on fondait sur lui en théorie, chose rare, et j'ai la conviction qu'après de plus longs essais mes conclusions se trouveront pleinement confirmées. »

Ces paroles s'appliquent au Protargol comme antiblennorrhagique ; elles sont également vraies en ce qui concerne l'emploi que nous en avons fait.

Les premiers essais en thérapeutique oculaire, par le Dr Darier, portèrent sur des malades atteints de conjonctivite catarrhale simple. « Dans le premier cas, dit M. Darier, il s'agissait d'une inflammation conjonctivale assez intense.

« Pendant trois jours, je pratiquai un attouchement, chaque fois avec la solution de Protargol à 5 %. La guérison fut complète et radicale, et la malade, d'une sensibilité extrême, put, après chaque cautérisation, vaquer à ses affaires sans la moindre gêne. Quant à la douleur produite par le Protargol, elle était, dit la malade, à peine plus vive que celle produite par la cocaïne.

« Encouragé par ce premier fait, j'employai comparativement le Protargol et l'argentamine, soit en traitant un œil avec chaque produit, soit en alternant les deux médications ; je ne pus voir aucune différence appréciable entre ces deux moyens de traitement.

« J'ai fait également des essais dans les blépharites et les blépharo-conjonctivites, mais je dois dire que les simples attouchements, pas plus que les compresses au Protargol, ne m'ont donné de résultats bien appréciables. Peut-être serai-je plus heureux avec la pommade que je prescris en ce moment et que je formule ainsi :

	grammes.	
Protargol...........	1	50
Oxyde de zinc.......	1	»»
Amidon.............	1	»»
Vaseline............	15	»»

« Pommade pour les paupières.

« Dans les quelques conjonctivites granuleuses que j'ai eu occasion de traiter avec le Portargol, j'ai obtenu des résultats à peu près équivalents à ceux qui m'ont été donnés par l'argentamine.

« Une affection rebelle à tant de traitements divers, la dacryocystite, est influencée très favorablement, pour ne pas dire guérie promptement, par les injections au Protargol pratiquées largement à travers le canal lacrymal. Ces lavages ont ce très grand avantage d'être très antiseptiques et de ne provoquer aucune douleur ; la secrétion purulente, dans trois cas soignés par ces injections, a été tarie dans l'espace de quelques jours. »

Employé dans les ophtalmies blennorrhagiques, le protéinate d'argent a donné à M. Darier le même succès (1). « Appliqué dans les premiers jours d'une contamination même très virulente, il a une action abortive des plus marquées. J'ai observé plusieurs fois des mères contaminées par leur nourrisson atteint d'ophtalmoblennorrhée grave, qui furent guéries en un ou deux jours. Il y avait pourtant tous les signes d'une affection grave : chemosis conjonctival, tuméfaction des paupières et secrétion purulente. L'affection fut traitée dès le deuxième ou troisième jour. »

Un peu plus loin, on lit : « Même dans des cas où il y avait déjà des ulcérations cornéennes profondes et étendues, l'usage du protéinate d'argent m'a constamment donné des résultats excellents ; mais je ne pourrais pas affirmer qu'il ait une action favorable sur l'évolution de l'ulcère ; il ne paraît pas l'aggraver en tout

(1) Darier, *Cliniq. ophtal.*, 1896, n° 6.

cas. Le seul moyen efficace d'enrayer les infiltrations cornéennes c'est de les toucher légèrement avec la pointe du galvanocautère, comme l'a démontré M. le docteur Abadie.

« Dans les cas de conjonctivite purulente avec pseudomembranes, où, en général, le nitrate d'argent est contrindiqué, en solutions fortes tout au moins, le protéinate d'argent n'a pas aggravé les fausses membranes ; au contraire, le plus souvent elles disparaissent après la première cautérisation qu'il est du reste prudent de faire légère, au début tout au moins.

« Je n'ai pas eu l'occasion de soigner ces temps-ci un seul cas de conjonctivite diphtéritique ; par conséquent je ne sais pas ce qu'aurait donné notre nouveau topique dans ces circonstances. Il me paraît néanmoins le caustique le plus indiqué à cause de son action bactéricide puissante sur le bacille de Loeffler, en même temps que par ses propriétés pénétrantes et dissolvantes.

« Pour ce qui est de la conjonctivite granuleuse, si diverse, si multiple dans ses manifestations, je me réserve encore, ne pouvant formuler des règles de traitement avant d'avoir terminé les essais que j'ai entrepris sur ce sujet. Ce que je puis dire, en tout cas, c'est que le protéinate d'argent paraît donner d'aussi bons résultats que le nitrate d'argent, mais je ne puis dire encore s'ils seront aussi bons que ceux que j'ai obtenus avec l'argentamine.

« Dans la dacryocystite, ainsi que je l'ai déjà relaté dans ma première note, le protéinate d'argent tarit la secrétion purulente, mieux peut-être que tous les autres topiques, et sûrement avec plus de rapidité et moins de douleur. La solution à 10 % suffit à cet usage ; on en injecte une plus ou moins grande quantité suivant que l'écoulement se fait plus ou moins facilement par le nez. »

Enfin, de recherches plus récentes (1) M. Darier tire les conclusions suivantes :

« 1° La conjonctivite catarrhale aiguë, caractérisée par la présence de bacilles de Weeks, guérit en général en deux ou trois jours par les cautérisations journalières au Protargol.

« 2° La conjonctivite subaiguë à diplobacilles (de Morax) est d'abord rapidement améliorée, mais les rechutes sont d'autant plus fréquentes qu'on espace davantage les cautérisations. En outre, au bout d'un certain temps, il se fait, comme pour le nitrate d'argent, une sorte d'accoutumance, et l'action du médicament devient pour ainsi dire nulle. Il faut changer de traitement, d'après M. Morax. J'ai essayé le sulfate de zinc, mais je n'en ai pas été satisfait. En revanche, je me suis très bien trouvé dans ces cas de l'acétate de plomb et de l'ichthyol à 1/10, soit en solution, soit en pommade.

(1) Darier, *Société d'ophtalm. de Paris*, séance du 7 juin.

« 3° La conjonctivite purulente gonococcique parait être l'affection appelée à tirer les plus brillants résultats de la médication protargolique. J'ai cherché à en donner la raison dans deux travaux antérieurs. Jusqu'ici, dans toutes les ophtalmies purulentes que j'ai soignées depuis sept mois par le Protargol, je n'en ai pas vu une dont la suppuration n'ait été tarie au bout de quelques jours, par les cautérisations bi-quotidiennes, et cela, même dans les formes les plus virulentes ; mais si l'on cesse le traitement avant quinze jours la suppuration reparait.

« 4° Dans deux cas de conjonctivite pseudo-membraneuse aiguë, non diphtérique, le Protargol, contrairement au nitrate d'argent, a amené en trois ou quatre jours une disparition complète des fausses membranes. »

En résumé, « depuis la conjonctivite banale guérie en deux ou trois attouchements, jusqu'au trachome et à l'ophtalmie purulente gonococcique des plus graves, avec ulcérations cornéennes ou pseudo-membranes conjonctivales, toutes les affections purulentes de la conjonctive et même du sac lacrymal ont guéri ou tout au moins ont été améliorées par ce nouveau traitement dans des proportions telles qu'il nous est dès aujourd'hui permis d'affirmer hautement que nous sommes en possession d'un médicament d'une très grande valeur. »

Le professeur Pergens, de Bruxelles, qui a expérimenté le Protargol, en a obtenu aussi des résultats favorables. « Cinquante-trois cas, dit-il (1), furent traités par le Protargol seul ; sur vingt-deux patients, les recherches bactériologiques furent entreprises : onze fois il s'agissait de staphylocoques, dont trois fois de staphylococcus pyogenes albus et une fois de l'aureus ; deux fois de bacilles pseudo-diphtériques, une fois de streptocoques ; deux fois de diplobacilles-Morax ; sept fois de pneumocoques ; il n'y eut pas de gonocoques.

« La plupart des patients étaient atteints de conjonctivite catarrhale : trente-un cas, qui guérirent de quatre à vingt-six jours ; les formes sérieuses recevaient par jour six fois des gouttes, les formes légères trois fois. Ensuite, ce furent deux cas de trachome confluent qui reçurent des instillations cinq fois par jour ; la sécrétion cessa au bout de onze et seize jours. Trois cas d'ophtalmie scrofuleuse guérirent, mais récidivèrent. Quelques cas de blépharite chronique ne donnèrent aucun résultat. Deux cas de blennorrhée des nouveau-nés, avec forte sécrétion (pseudo-diphtérique avec staphylocoque, staphylocoque seul), reçurent toutes les heures des instillations de la solution à 2 % et guérirent en six et douze jours. Cinq cas de dacryocystite furent seringués avec la solution à 10 % ; quatre guérirent de dix à vingt-deux jours ; le cinquième (staphylocoque seul) récidiva ; un des cas guéris suppurait depuis douze

(1) Pergens, *Klinische Monatsblätter, f. Augenheilk.*

ans. En outre, d'autres cas furent encore traités ; parmi eux, plusieurs malades cessèrent de venir ; il est probable que quelques-uns ne furent pas guéris ; d'autres étaient dans un état voisin de la guérison. Ensuite, furent traités des cas qui avaient été soignés auparavant par le nitrate d'argent. Parmi eux, un cas de glaucome bi-latéral avec blennorrhée chronique à staphylocoques, et qui, à cause de cela, ne pouvait pas être opéré. Un œil put être iridectomisé après dix-huit jours, l'autre après trente-deux jours. Deux cas d'ulcères cornéens, quatre cas d'iritis avec conjonctivite, furent traités favorablement par le Protargol ; cependant, on donna aussi de l'iodoforme et de l'atropine. Six cas de conjonctivite chronique avec hyperplasie de la conjonctive, traités auparavant en vain par l'argonine, ne guérirent pas davantage par le Protargol ; deux d'entre eux ont guéri avec l'argentamine, les autres non. »

Voici un tableau que le Professeur Pergen sa bien voulu nous communiquer, et qui donne pour chaque malade, avec l'âge et le sexe, la nature de la maladie, le microbe trouvé, et la forme et la durée du traitement.

Sexe	Age	Bactéries	Protargol 2 % x fois par jour	Durée du traitement
		Conjonctivite aiguë		
h	17	Pneumococcus.....	4 fois	11 jours
h	26	Staphyl. aureus....	6 —	11 —

Sexe	Age	Bactéries.	Protargol 2 % x fois par jour	Durée du traitement
h	41	Rien à la culture....	3 fois	14 jours
h	13	Staphylococcus....	3 —	17 —
h	17	Pneumococcus.....	3 —	11 —
h	24	Staphylococcus....	3 —	21 —
h	52	» blanc....	4 —	9 —
h	41	Pneumococcus.....	4 —	13 —
f	46	Diplobac. Morax...	3 —	6 —
h	38	Staphyloc. blanc...	3 —	16 —
f	5	Pseudodiphtérique.	3 —	9 —
h	43	Pneumococcus.....	3 —	10 —
h	52	Pneumococcus.....	4 —	11 —
h	51	Staphylococcus....	3 —	26 —
h	32	Pneumococcus.....	3 —	17 —
h	23	Pneumococcus.....	3 —	23 —
h	39	Staphylococcus....	3 —	19 —
f	4	Streptoc. (Ulcère cornéen irit.)	4 —	14 —

Blennorrhée neonat.

f	18 j.	Staphylococ..	toutes les h. et 2 f. la nuit	6 j.
h	4 j.	Pseuda-dipht. et staphyloc.	idem (infilt. de la cornée 1 œil)	13 j.

Dacryoblennorrhée : inject. Protargol 10 %.

f	38	Staphylococ., côté droit...	guérison en	17 j.
f	38	— blanc.......	—	12 j.
f	49	— côté gauche.	—	10 j.
f	46	Rien à la culture.........	—	22 j.

D'autres expérimentateurs ont aussi obtenu du Protargol d'excellents effets ; il serait trop long de donner en détail les résultats de leurs travaux, nous ne ferons que citer leurs noms.

Fürst préconise le Protargol pour la prophylaxie et le traitement de l'ophtalmie des nouveau-nés (*Fortschritte der Medizin*, 15 februar 1898).

Alt. Adolf, dans *l'American journal of ophtalmology* (vol. xv, n° 1, page 22), fait paraître une note sur le Protargol dans la pratique ophtalmologique.

Deneffe, dans une communication à l'Académie de médecine de Belgique (26 février 1898), raconte qu'il a eu l'occasion de traiter par le Protargol des conjonctivites purulentes des nouveau-nés, des conjonctivites phlycténulaires, des conjonctivites trachomateuses, etc. ; il employait la solution à 10 °/ₒₒ appliquée à l'aide d'un pinceau. Il a constaté que le Protargol l'emporte sur le nitrate d'argent, sur lequel il a l'avantage d'être moins douloureux, et d'avoir un pouvoir pénétrant plus considérable.

De Spéville (Société d'ophtalm. de Paris) n'a employé le Protargol que dans les conjonctivites catarrhales et en a obtenu de bons résultats.

Morax (Société d'ophtalm. de Paris) n'a encore essayé le Protargol que dans six cas de conjonctivite aiguë de Weeks ; l'amélioration a été très rapide. Dans la conjonctivite à diplobacilles, les sels d'argent ne valent pas le sulfate de zinc.

Le Dr Sanrey, de Batna (Algérie), a obtenu aussi de nombreuses guérisons dans l'ophtalmie des nouveau-nés ; il fait cependant des réserves en ce qui concerne la conjonctivite granuleuse, dans laquelle les résultats se sont montrés peu satisfaisants. Employé contre les granulations conjonctivales (trachome) à l'état chronique, le Protargol n'a pas donné au Dr Sanrey de meilleurs résultats que le nitrate d'argent, il paraît même inférieur à celui-ci. Dans les cas subaigus il déterge rapidement la conjonctive, arrête la suppuration, et peut-être pourrait être employé de préférence au nitrate d'argent, à cause du peu de douleur qu'il provoque. Ajoutons pourtant que ce médecin n'a pas pu l'employer assez longtemps, ni sur un assez grand nombre de malades, pour être bien fixé sur son action contre l'ophtalmie granuleuse. N'ayant pas eu de cas aigus à traiter pendant l'hiver et le printemps derniers il lui est encore plus difficile d'indiquer s'il y aurait avantage à s'en servir dans ces cas. Les médecins qui habitent le nord de l'Afrique, où l'ophtalmie granuleuse est si fréquente et règne endémiquement, auront l'occasion d'expérimenter ce médicament nouveau, et pourront nous renseigner lorsque l'endémie annuelle, qui sévit d'août à novembre à l'état aigu, aura été étudiée au point de vue de ce nouveau traitement. L'ophtalmie granuleuse aiguë ne se rencontre guère, en effet, du moins dans le Tell et les hauts plateaux algériens, que pendant la seconde moitié de l'été et une partie de l'automne. Elle est plus fréquente et plus intense pendant les années de sécheresse, lorsque le sirocco, ou vent du Sud, souffle avec persistance. Pendant les autres mois de l'année les praticiens n'ont guère à traiter que des cas chroniques.

M. Kopff, lui (Société ophtalmol. de Paris, 7 juin), soigne et guérit très bien toutes les conjonctivites purulentes avec le nitrate d'argent à 1/40, et il ne voit aucune nécessité de chercher un autre traitement.

En ce qui nous concerne, nous avons essayé le Protargol aux doses ci-dessus indiquées dans différents cas d'ophtalmie des nouveau-nés, de conjonctivite catarrhale, et de conjonctivite phlycténulaire. La durée du traitement a été variable ; nous pouvons admettre comme moyenne dix jours, en remarquant que, dans les cas qui ont exigé un plus long traitement des antécédents lymphatiques, ou une hérédité scrofuleuse, ou bien encore de mauvaises conditions hygiéniques, sont venus retarder la guérison. Plusieurs des observations qui suivent sont très intéressantes sous ce rapport. Si nous n'avons pas, dans les différents cas que nous avons traités, fait d'amples recherches bactériologiques, c'est que nous n'avons pas voulu sortir du domaine de la pratique journalière.

CHAPITRE IV

Observations

Observation I (personnelle).

Recueillie dans le service de M. le Professeur Rohmer.
Ophtalmie des nouveau-nés.

André G..., 7 semaines. — Début deux jours après la naissance, par un écoulement purulent de l'œil gauche.

La sage-femme a fait à ce moment une seule instillation d'un collyre dont nous n'avons pu préciser la nature.

Puis le traitement a consisté en lavages à l'eau boriquée, répétés plusieurs fois par jour, mais faits comme beaucoup de personnes savent les faire, c'est-à-dire sans ouvrir les yeux de l'enfant.

La mère avait, au moment de l'accouchement, un écoulement vaginal tachant le linge en jaune.

On amène le petit malade à la consultation le 27 mai.

Nous constatons tous les signes d'une conjonctivite des nouveau-nés, de moyenne intensité, localisée à l'œil gauche.

Les paupières sont légèrement boursouflées, leurs bords sont rouges et accolés ; quand on les écarte, on provoque la sortie d'une petite quantité de sérosité striée de filaments muco-purulents. Les conjonctives sont un peu rouges et gonflées.

Nous commençons immédiatement le traitement, auquel nous procédons de la façon suivante :

Tous les matins, nous faisons personnellement une instillation de quelques gouttes de la solution de Protargol à 10 %; dans l'intervalle, la mère instille cinq à six fois dans la journée une dizaine de gouttes de la solution à 2 % dans l'œil malade.

Nous pûmes remarquer que, pendant les trois premiers jours du traitement, l'écoulement augmenta d'une façon marquée ; puis il diminua progressivement, en même temps que les signes d'inflammation s'affaiblissaient, et le bébé, bien nourri et bien soigné, était complètement guéri le 3 juin.

Depuis, nous avons appris que la guérison s'était maintenue.

Observation II (personnelle).

Recueillie dans le service de M. le Professeur Rohmer.

Ophtalmie des nouveau-nés.

Marie A..., 15 jours, est amenée à la consultation le 1er juin. Antécédents héréditaires strumeux ; la mère, de constitution lymphatique, présente plusieurs cicatrices d'abcès froids au cou ; elle avait un écoulement vaginal avant l'accouchement.

Début quatre jours après la naissance. Les deux yeux sont atteints d'un écoulement purulent abondant. On constate les signes d'une violente inflammation catarrhale, rougeur, gonflement considérable, sécrétion de muco-pus ; les cornées sont intactes.

Le traitement habituel est institué.

9 juin. — L'écoulement a augmenté et est actuellement très intense ; les paupières sont très gonflées, et quand on les entr'ouvre, un véritable flot de pus s'écoule à l'extérieur.

15 juin. — La sécrétion a considérablement diminué, surtout pour l'œil droit.

20 juin. — Amélioration considérable, l'œil droit est presque complètement guéri, l'œil gauche continue à sécréter ; très léger écoulement blanchâtre.

La petite malade a de la vulvite avec écoulement purulent.

Seringuages à l'eau boriquée et tampons imbibés de la même eau.

28 juin. — Pas d'amélioration sensible.

Diarrhée verte ayant duré quatre jours.

4 juillet. — Etat très satisfaisant ; la diarrhée a cessé. L'œil droit est absolument normal ; plus de trace d'écoulement.

A l'œil gauche, persistance d'un très léger écoulement sous la forme d'une sérosité citrine qui sèche et accole les paupières.

L'écoulement vaginal a complètement disparu.

8 juillet. — Les deux yeux sont en bon état.

Guérison.

Observation III (personnelle).

Conjonctivite catarrhale.

Marie L..., 10 ans. — Tempérament lymphatique. Père alcoolique, mère de constitution délicate. Cinq enfants, tout ce monde vivant dans deux chambres. Mauvaise hygiène, mauvaise nourriture.

A deux reprises a été soignée au Pavillon Mauvais, pendant l'hiver dernier, la première fois pour une bronchite, la seconde fois pour de l'érythème noueux.

Consulte le 1er juin pour une affection oculaire datant de plusieurs semaines.

Nous constatons que les conjonctives des deux côtés sont rouges, fortement congestionnées; de fins vaisseaux empiètent sur la cornée droite, à sa partie supérieure; les deux yeux sont le siège d'un écoulement muqueux peu abondant.

En raison de la facilité que nous avons de voir la malade, nous procédons au traitement de la façon suivante :

Trois fois par jour, à intervalles égaux, nous instillons dans les deux yeux plusieurs gouttes de la solution à 10 % ; les instillations à 2 % sont supprimées.

10 juin. — L'écoulement, après une très légère recrudescence, a complètement cessé. Les conjonctives présentent encore une vascularisation prononcée.

16 juin. — Aucun écoulement, aucune rougeur conjonctivale. Guérison complète.

19 juin. — La malade revient. Récidive. L'injection conjonctivale est assez prononcée. Nous reprenons le traitement de la même façon que précédemment.

26 juin. — Les symptômes se sont amendés, puis ont disparu. La guérison est complète et s'est maintenue depuis.

Observation IV (personnelle).

Recueillie au service de M. le Professeur Rohmer.
Ophtalmie des nouveau-nés.

Julie F..., 3 semaines. — Enfant malingre, plaques de muguet dans la bouche, née d'un accouchement à 7 mois de grossesse.

Début, deux jours après la naissance, d'une ophtalmie que l'on traite par des lavages à l'eau boriquée, sans résultat.

Le 4 juin. — L'enfant est amenée à la consultation de M. le Professeur Rohmer, et l'on commence le traitement par les grands lavages au permanganate de potassium, traitement qui n'apporte pas grande amélioration dans l'état de l'enfant.

Le 10 juin. — L'enfant nous est présentée, et nous constatons qu'elle est atteinte d'une ophtalmie des nouveau-nés médiocrement intense, caractérisée surtout par un écoulement blanchâtre peu abondant. Les paupières sont agglutinées par des croûtes jaunâtres desséchées, les conjonctives sont rouges.

Nous commençons le traitement ordinaire, savoir : instillations tous les matins avec la solution à 10 °/₀ et dans l'intervalle plusieurs fois par jour avec la solution à 2 °/₀.

Pour commencer, nous pratiquons immédiatement une première instillation à 10 °/₀.

Les jours suivants la malade ne reparaît pas.

Elle ne nous est ramenée que le 8 juillet ; à ce moment, le traitement abandonné est repris, et l'écoulement oculaire peu abondant est complètement tari au bout de cinq jours.

13 juillet. — Guérison complète.

Observation V (personnelle).

Recueillie au service de M. le Professeur Rohmer.
Ophtalmie des nouveau-nés.

Lucien R..., sept semaines.

Début, trois jours après la naissance, par un écoulement de l'œil gauche.

Guérison spontanée au bout de trois jours.

A ce moment, l'œil droit devient malade ; la sage-femme ordonne des lavages à l'eau boriquée et à l'eau de camomille, grâce auxquels l'état reste stationnaire.

Amené à la consultation le 6 juin ; on constate tous les signes d'une ophtalmie peu intense.

Le traitement habituel est commencé.

Le 9 juin, amélioration considérable, l'écoulement a disparu.

13 juin. — Guérison complète.

Observation VI (personnelle).

Recueillie dans le service de M. le Professeur Rohmer.
Ophtalmie des nouveau-nés.

Jeanne F..., quatre semaines.

Début de la maladie, huit jours après la naissance.

Date de la première consultation, 10 juin.

Ecoulement moyen. Pas de complication.

Traitement ordinaire.

Durée du traitement, 9 jours; la guérison est complète le 10 juin.

Observation VII (personnelle).

Recueillie au service de M. le Professeur Rohmer.

Conjonctivite catarrhale aiguë.

Augustine P..., neuf mois. Date d'entrée, 12 juin.

Début depuis 8 jours.

Inflammation conjonctivale assez intense.

Le traitement ordinaire amène la guérison complète en huit jours.

Observation VIII (personnelle).

Recueillie au service de M. le Professeur Rohmer.

Conjonctivite phlycténulaire.

Lucienne B..., 2 ans et demi. Scrofuleuse.

Début il y a cinq jours; les yeux sont devenus rouges, ont larmoyé un peu, et l'enfant a eu de la peine à supporter la lumière.

Elle vient à la consultation le 14 juin.

Nous constatons au premier abord que la photophobie est intense, la petite malade se cache la tête dans les bras de sa mère. Il existe un blépharospasme prononcé, et les paupières ne sont écartées qu'avec difficulté. Nous pouvons voir alors, à l'œil droit, sur une conjonctive rouge d'une façon diffuse, mais peu intense, deux petites vésicules, siégeant au-dessus du bord supérieur de la cornée, grisâtres, peu élevées, et se trouvant au centre d'une zone de vascularisation prononcée qui s'étend vers le cul-de-sac supérieur. L'œil gauche a des conjonctives très rouges, mais sans vésiculettes.

Le traitement est commencé.

20 juin. — Les vésicules se sont affaissées et ont disparu ; les zones de vascularisation sont considérablement diminuées d'étendue.

25 juin. — On n'aperçoit plus que quelques vaisseaux isolés sur la conjonctive du côté droit.

26 juin. — La guérison est complète.

Observation IX (personnelle).

Recueillie dans le service de M. le Professeur Rohmer.

Conjonctivite catarrhale aiguë.

Henry G..., 3 ans.

A eu la rougeole il y a quatre mois, et, depuis, a eu à plusieurs reprises mal aux yeux.

Hier, en rentrant de l'école à 11 heures, il avait les yeux rouges, avec des picotements douloureux ; cet état s'est accentué dans l'après-midi, et dès le soir une forte sécrétion muco-purulente s'établit.

Vient consulter le 20 juin.

Traitement habituel.

30 juin. — L'état s'est beaucoup amélioré, l'écoulement a presque complètement cessé.

3 juillet. — La vascularisation conjonctivale a disparu.

Guérison.

Observation X (personnelle).

Recueillie dans le service de M. le Professeur Rohmer.
Conjonctivite catarrhale aiguë.

Fernand K..., 2 ans.

Date de la première consultation, 1er juillet.

Début de la maladie, il y a huit jours. Les yeux sont devenus rouges.

Deux jours après, ils commençaient à se gonfler et à couler.

État actuel. — Œil gauche : les paupières sont énormément tuméfiées, violacées, accolées par les sécrétions et, de plus, contractées par un blépharospasme intense. Légère érosion de la commissure externe. Les cils sont réunis en pinceau par des croûtes desséchées. Quand on essaye d'écarter les paupières, elles s'ectropionnent très facilement, mais pour découvrir le globe, il est nécessaire de se servir des écarteurs. On voit alors un flot de pus s'échapper ; quand l'œil est nettoyé, on remarque que la conjonctive palpébrale est œdématiée, boursouflée, et présente des plis verticaux ; du côté de la conjonctive bulbaire, chemosis marqué, recouvrant d'un bourrelet rouge le bord de la cornée.

Œil droit. — Mêmes lésions, mais moins accentuées ; l'écoulement n'est pas franchement purulent, mais plutôt muco-purulent ; le chemosis est peu marqué.

Autour des deux yeux, pustulettes d'impétigo disséminées, les unes desséchées et ayant formé des croûtes, les autres excoriées, laissant à nu de petites surfaces saignantes.

En présence d'une affection aussi intense, nous résolûmes de doubler les doses de Protargol, et nous employâmes la solution à 20 %, en instillations quotidiennes, pendant que nous confiions à la mère une solution à 5 %.

Nous eûmes lieu de nous féliciter de ce changement, car progressivement s'amendèrent le gonflement des paupières, le blépharospasme, le chemosis, la sécrétion qui de purulente devint muco-purulente, puis simplement muqueuse, et enfin le 17 juillet la guérison pouvait être considérée comme définitive.

Ce fut le seul cas où nous eûmes besoin de nous servir de solutions relativement fortes, et malgré cela la durée du traitement fut assez longue, dix-sept jours, augmentée peut-être par l'incurie et la malpropreté des parents.

Notons en passant que, pendant que nous soignions l'enfant, la mère et un nourrisson qu'elle allaitait furent atteints de conjonctivite catarrhale des deux yeux. — Soignés dès le début par des instillations plusieurs fois répétées par jour de la solution à 5 %, ces deux cas guérirent en quelques jours.

Observation XI (personnelle).

Recueillie au service de M. le Professeur Rohmer.

Conjonctivite phlycténulaire.

Henry G., 2 ans, bonne santé habituelle.

Début il y a huit jours.

Est amené à la consultation le 4 juillet.

On constate à l'œil droit, sur la conjonctive oculaire, près de la commissure externe, une élevure jaunâtre, peu étendue, reposant sur une zone de vascularisation qui occupe toute la partie droite de la conjonctive ; le reste présente quelques vaisseaux apparents. La conjonctive palpébrale est intacte, la sécrétion est peu abondante, et les troubles fonctionnels minimes.

Le traitement ordinaire est institué.

Le 13 juillet, la guérison est complète.

Observation XII (personnelle).

Recueillie dans le service de M. le Professeur Rohmer.

Conjonctivite catarrhale aiguë.

Louise A., 4 ans.

N'a jamais eu mal aux yeux.

Début depuis deux jours.

Conjonctivite moyenne.

Le traitement habituel la guérit en cinq jours.

Observation XIII (personnelle).

Recueillie au service de M. le Professeur Rohmer.

Ophtalmie des nouveau-nés.

Rose J., quinze jours.

Début, 4 jours après la naissance.

La mère avait eu, après l'accouchement, un écoulement vaginal tachant le linge en jaune. Une sage-femme fit des lavages à l'eau boriquée, puis au permanganate ; puis, ne remarquant pas d'amélioration, envoya l'enfant à l'hôpital.

A son entrée, le 8 juillet, on constate une ophtalmie intense, avec écoulement abondant.

Traitement ordinaire.

Guérison complète le 18 juillet.

CONCLUSIONS

De l'étude qui précède, pouvons-nous conclure à la supériorité du Protargol sur son aîné le nitrate d'argent ?

Le nitrate d'argent est caustique, le Protargol ne l'est pas ; les accidents sont possibles avec le premier, impossibles avec le second ; l'application de celui-ci n'est pas douloureuse, son pouvoir antiseptique est presque égal à celui du nitrate d'argent, et sa puissance de pénétration est bien supérieure.

« Nous avons donc (c'est M. Darier qui parle) (1) pour le nitrate d'argent la reconnaissance que nous devons à un vieux serviteur qui nous a rendu pendant de longues années

(1) *Clin. opht.*, n° 6, page 2.

des services signalés, malgré ses défauts avec lesquels nous avions fini par nous familiariser. Mais c'est aux débutants, à ceux qui ne connaissent pas encore le maniement délicat de cet agent, caustique au plus haut point, qu'il faut demander leur opinion à ce sujet. Beaucoup d'entre eux nous répondront que c'est une épée à deux tranchants qui peut faire autant de mal que de bien. »

Aussi préférerons-nous le Protargol au nitrate d'argent, et les résultats cliniques sont là pour nous donner raison.

TABLE

Nancy. — Imprimerie A. Crépin-Leblond, 21, rue Saint-Dizier.

www.ingramcontent.com/pod-product-compliance
Ingram Content Group UK Ltd.
Pitfield, Milton Keynes, MK11 3LW, UK
UKHW012245240726
13966UKWH00004B/1312

9 782013 557177